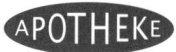
HOMÖOPATHIE

LEICHT GEMACHT

APOTHEKERIN BRIGITTE M. GANZER

GOVI

DIE AUTORIN

Brigitte M. Ganzer ist Apothekerin und hat mehrere Jahre in Apotheken gearbeitet. Seit längerer Zeit schreibt sie für die Apotheker-Fachzeitschrift „Pharmazeutische Zeitung" sowie für die Apothekenkundenzeitschrift „Neue Apotheken Illustrierte". Für den Govi-Verlag ist sie als Korrespondentin in München tätig. Eines ihrer Spezialgebiete ist Geschichte, Theorie und Anwendung besonderer Heilverfahren, vor allem der Homöopathie.

ZU DIESEM BUCH

Nach Jahren und Jahrzehnten heftiger Anfeindung gewinnt die Homöopathie immer mehr Anhänger und Freunde. Sie kann und will die „Schulmedizin" nicht verdrängen oder gar ersetzen. In manchen Bereichen kann sie sie aber sinnvoll ergänzen oder erweitern.

Bei leichteren Beschwerden bietet die Homöopathie jedoch wertvolle Mittel für die Eigenbehandlung. Diese bringen oft gute Erfolge und haben keine Nebenwirkungen bei richtiger Auswahl und Anwendung. Dabei hilft Ihnen dieser Ratgeber. Er erklärt wichtige Grundsätze und Besonderheiten dieser Heilkunde und sagt Ihnen, worauf Sie bei der Auswahl und Einnahme der Arzneimittel achten müssen. Bei den Krankheitsbeschreibungen finden Sie geeignete Mittel für die Eigenbehandlung. Nicht vergessen darf man allerdings, daß manche Krankheiten einerseits einer „schulmedizinischen" Behandlung bedürfen und andererseits die Homöopathie bei unsachgemäßer Anwendung durchaus mit Nebenwirkungen behaftet sein kann. Fragen Sie Ihre Apothekerin oder Ihren Apotheker, falls Sie sich nicht ganz sicher sind. Ihr/sein Rat hilft Ihnen, gesund zu werden und gesund zu bleiben – die Homöopathie trägt dazu bei.

München, im Juli 1994

Brigitte M. Ganzer

SAMUEL HAHNEMANN - DIE WIEGE DER HOMÖOPATHIE

Begeisterung und erbitterte Anfeindungen, Anhänger und Gegner säumen den Weg der fast zweihundert Jahre alten Homöopathie. Erst allmählich wird diese Heilkunde anerkannt von der etablierten Wissenschaft. Doch viele Patienten schätzen die Vorzüge der, bei richtiger Anwendung, nebenwirkungsfreien Arzneien. Gehen wir erst zurück zu ihren Anfängen, ins 18. Jahrhundert.

Wir befinden uns im Jahr 1755 in Sachsen. In Meißen wird am 10. April Samuel Hahnemann als Sohn eines Porzellanmalers geboren. Der junge Mann studiert Medizin in Leipzig und legt 1779 in Erlangen sein Doktorexamen ab. Seinen Lebensunterhalt verdient der Arzt, der mehrere Sprachen fließend beherrscht, mit der Übersetzung von wissenschaftlichen Texten. Nebenbei beschäftigt er sich mit Studien der Chemie und Pharmazie und veröffentlicht zahlreiche wichtige Entdeckungen. In dieser Zeit entsteht ein vierbändiges Apothekerlexikon, das viel Beachtung findet.

Doch sein eigentlicher Beruf, die Medizin, begeistert Hahnemann wenig. Oft kritisiert er die damaligen Behandlungsmethoden, die teilweise recht grob, mitunter auch gefährlich sind. Aderlaß und Schmierkuren, Brech- und Abführmittel schaden den Patienten manchmal mehr als sie nützen. Dagegen will der junge Arzt und Chemiker eine gut begründete, rationale Medizin setzen. Er will die Wirkung der Arzneien genau kennen, bevor er sie dem Patienten gibt. Um dieses Wissen zu erlangen, schreckt er vor Selbstversuchen nicht zurück. Berühmt geworden ist sein Versuch mit Chinarinde, damals ein gängiges Mittel gegen Wechselfieber. Er nimmt, obwohl völlig gesund, größere Mengen Chinarinde ein und stellt an sich Symptome des Wechselfiebers fest. In den folgenden Jahren probiert er verschiedene Arzneien aus.

Doch erst 1796 veröffentlicht er in einem bekannten Medizinjournal seine Arbeit „Versuch über ein neues Prinzip zur Auffindung der Heilkräfte der Arzneisubstanzen". Darin beschreibt er, wie er mit Hilfe der Ähnlichkeitsregel (auf die wir gleich näher eingehen) die für den Kranken passenden Arzneimittel findet. Damit ist die Homöopathie geboren!

Nach vielen weiteren Forschungen gibt Hahnemann 1810 das „Organon der rationalen Heilkunde" heraus, in dem er präzise Anweisungen für seine Lehre gibt. Dieses Grundlagenwerk ergänzt er später in mehreren Auflagen. In dieser Zeit nimmt Hahnemann seine ärztliche Praxis wieder auf und lehrt an der Universität Leipzig. Nach Streitigkeiten mit Leipziger Ärzten und Apothekern siedelt er um nach Köthen. Mit seiner zweiten Frau Melanie lebt und arbeitet er die letzten Jahre seines langen Lebens in Paris. Dort führt er bis zu seinem Tod am 2. Juli 1843 eine große Praxis.

Dr. Hahnemann schuf in seiner Zeit ein neues Heilsystem. Sein Lebensziel war eine rationale Heilkunde ohne Spekulation und Geheimnistuerei. Die Arzneitherapie sollte in Experimenten nachprüfbar, die Anwendung der Arzneien genau belegt sein. Dazu diente ihm die Ähnlichkeitsregel.

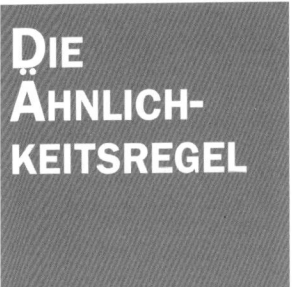

DIE ÄHNLICH-KEITSREGEL

„Similia similibus curentur" – Ähnliches werde durch Ähnliches geheilt. Dieser Satz wird zur zentralen Grundlage der neuen Heilkunde. Auch der Name „Homöopathie" gibt dieses Programm wieder: „homoion pathos" ist die griechische Bezeichnung für „ähnliches Leiden". Was ist damit gemeint?

Erinnern wir uns an den Chinarindenversuch. Hahnemann nahm Chinarinde ein und beobachtete an sich die Krankheitszeichen des Wechselfiebers. Daraus schloß er, daß Arzneimittel, die am gesunden Menschen bestimmte Symptome oder Eigenheiten hervorrufen, genau diese beim kranken Menschen heilen können. Im „Organon der Heilkunst" heißt es dazu: Man „wende in der zu heilenden Krankheit dasjenige Arzneimittel an, welches eine andere möglichst ähnliche künstliche Krankheit zu erregen imstande ist, und jene wird geheilt werden."

Um die Wirkung von Arzneien kennenzulernen, werden diese in der sogenannten Arzneimittelprüfung gesunden Menschen gegeben. Man notiert genau, welche Veränderungen und Störungen an Körper, Seele und Geist jetzt auftreten. Alle zusammen ergeben das „Arzneimittelbild". Weitere Erkenntnisse zum Arzneimittelbild stammen von Vergiftungen oder aus der Erfahrung am Krankenbett. Tierversuche können dieses Verfahren nur ergänzen, aber nie ersetzen. Beim kranken Menschen ist das Arzneimittel, das möglichst ähnliche Symptome in der Prüfung erzeugt hat, das passende Heilmittel.

GANZ INDIVIDUELL: AUSWAHL DES HEILMITTELS

Das Arzneimittelbild alleine reicht aber nicht aus für die Wahl des passenden Heilmittels. Vielmehr muß der homöopathisch arbeitende Arzt oder Heilpraktiker genau die Symptome – das sind die Anzeichen der Krankheit – beim Patienten kennenlernen. So wird er ihn nicht nur fragen, welches Symptom ihn plagt, sondern auch wie der Patient es empfindet, wann und unter welchen Umständen das Anzeichen auftritt, besser oder schlimmer wird (die sogenannte „Modalität"). Auch wird er sich nach der Ursache des Leidens und früheren Krankheiten erkundigen. Es ist klar, daß dieses Vorgehen eine Zeitlang dauert. Die homöopathische Medizin ist also keine „Minuten-Medizin". Man muß Zeit mitbringen und manchmal auch Geduld, bis das passende Mittel gefunden ist.

Als Beispiel:

Die Angabe „Husten" reicht nicht aus, um ein homöopathisches Arzneimittel zu wählen. Ist der Husten verschleimt oder trocken, schmerzt er in der Brust, geht Harn beim Husten ab, tritt er vor allem nachts auf, wird er besser bei Kälte oder Wärme? Aus all diesen Angaben bestimmt der Homöopath das Arzneimittel, das beim Gesunden solche Zeichen hervorruft. Besonders wichtig sind die Leitsymptome; das sind Zeichen, die immer wieder auftreten und besonders typisch sind. Die Therapie, die sich auf ein Organ oder seine (gestörte) Funktion richtet, nennt man „organotrop" oder „funktionotrop".

In der Selbstbehandlung von leichteren akuten Beschwerden geht man immer auf diese Weise vor. Man wählt Mittel, die auf das betroffene Organ und seine Funktion zielen.

In der „hohen Schule" der Homöopathie erfaßt der Arzt die ganze Persönlichkeit des Patienten.

Man spricht von personotroper Behandlung. Dabei wird die Summe aller hervorstechenden körperlichen und seelischen Eigenschaften eines Menschen, seine Konstitution, berücksichtigt. Dazu gehören nicht nur Aussehen und Haltung, Größe und Dicke, Haut- und Haarfarbe, sondern auch bestimmte Vorlieben oder Abneigungen, die vorherrschende Gemütslage und das Temperament. Ein Mittel, das nach diesen besonderen Merkmalen ausgewählt wird, nennt man Konstitutionsmittel. Es greift tief in die Persönlichkeit ein und darf daher nur von erfahrenen Homöopathen verordnet werden. Nach homöopathischer Anschauung soll man ein Konstitutionsmittel nicht für sich selbst auswählen, da man nur zu leicht einer Täuschung unterliegt und ein falsches Mittel nimmt. Gerade bei chronischen Krankheiten kann ein Konstitutionsmittel aber gut helfen und den Prozeß der Gesundung anstoßen.

Der Körper reagiert sofort

Meistens verordnet der Homöopath nur ein Arzneimittel. Ist es das passende, reagiert der Körper prompt, zum Schrecken des Patienten manchmal sogar mit einer Verschlimmerung. Doch dann bessert sich die Krankheit. Manche Homöopathen geben mehrere Mittel im Wechsel, das hängt von ihrer Erfahrung und therapeutischen Anschauung ab.

WAS BEDEUTEN „URTINKTUR" UND „POTENZ"?

Auch Hahnemann beobachtete diese Erstverschlimmerung. Dies ist nicht verwunderlich, wenn man bedenkt, daß die Arzneisubstanzen in größeren Mengen beim gesunden Menschen Krankheitszeichen hervorrufen. Aus diesem Grund gab Hahnemann immer kleinere Dosen der Mittel. Dazu verdünnte er seine Mittel, meist im Verhältnis 1:100, soweit, daß sie noch wirkten, die Erstverschlimmerung aber milde verlief. Die Verwendung kleinster Arzneigaben ist neben der Ähnlichkeitsregel ein weiteres Kennzeichen der Homöopathie.

Doch die Arzneistoffe werden nicht einfach verdünnt und damit abgeschwächt. Vielmehr beobachtet man eine bessere und tiefere Wirkung der Arznei, je mehr sie verarbeitet wird. Daher spricht man von „potenzieren"; das Wort „potentia" kommt aus dem Lateinischen und bedeutet Kraft oder Stärke. Man stellt sich das so vor: Je häufiger eine Grundsubstanz „potenziert" wird, um so mehr werden ihre Heilkräfte freigesetzt. Die Arznei wird stärker.

Wie geht das „Potenzieren" vor sich?

Nehmen wir an, wir bereiten einen Extrakt aus einer Heilpflanze; das ist die sogenannte Urtinktur. Das Zeichen dafür sieht wie eine durchgestrichene Null aus: Ø. Diese wird mit einem Alkohol-Wasser-Gemisch im Verhältnis 1:10 gemischt und kräftig geschüttelt. Man erhält die erste Potenzstufe, die „D1" (vom Lateinischen decem = 10). Im nächsten Schritt wird die D1 wieder im Verhältnis 1:10 mit Alkohol-Wasser-Gemisch versetzt und geschüttelt; man bekommt die D2. So kann man stetig weiterarbeiten und erhält immer höhere Potenzstufen. Beim Verschütteln soll die Heilkraft des Arzneimittels freigesetzt und allmählich dem

Trägerstoff „eingeprägt" werden. Bei festen Stoffen wird der Ausgangsstoff mit dem Trägerstoff Milchzucker zu einem Pulver verrieben.

Hahnemann selbst hat häufig mit C-Potenzen gearbeitet, die heute vor allem in Frankreich üblich sind. „C" kommt vom Lateinischen centum = 100. Dabei wird nach dem geschilderten Verfahren der Stoff 1:100 mit dem Träger potenziert. Außerdem gibt es die sogenannten LM- (oder Q-)Potenzen; dabei wird der Arzneistoff in jedem Schritt 1:50.000 mit dem Träger versetzt und verschüttelt oder verrieben. LM-Potenzen sollen besonders sanft, aber tief wirken.

Zur Selbstbehandlung Tiefpotenzen

Jedes homöopathische Arzneimittel trägt die Angabe seiner Potenz, also Ø oder D plus eine Ziffer beziehungsweise C oder LM plus eine Ziffer. In der Praxis unterscheidet man Tief-, Mittel- und Hochpotenzen. Die Einteilung ist nicht ganz einheitlich; im allgemeinen gelten Potenzen von Urtinktur bis D12 als tief, von D12 bis D30 als mittel und ab D30 als hoch. Je höher die Potenz, um so seltener nimmt man das Mittel ein.

In der Selbstbehandlung verwendet man Tiefpotenzen, vor allem D3, D4, D6 und D12. Daher sind in den Anleitungen zur Selbstbehandlung im zweiten Teil dieses Buches nur die gebräuchlichen Tiefpotenzen aufgeführt.

HOMÖO-PATHIE ALS REIZ-THERAPIE

Die Homöopathie wird häufig als sanfte Heilkunst bezeichnet. Das mag stimmen, wenn man damit ausdrücken will, daß sie bei richtiger Anwendung keine Nebenwirkungen hat. Es bedeutet nicht, daß sie nur oberflächlich oder kurzzeitig wirksam ist. Gerade Hochpotenzen und Konstitutionsmittel können tief und nachhaltig in das Geschehen im Körper eingreifen.

Über die Wirkungsweise seiner Heilmittel hat sich auch Hahnemann Gedanken gemacht. Man geht davon aus, daß die homöopathische Arznei dem Körper nicht entgegenarbeitet und Symptome unterdrückt. Vielmehr will sie seine Selbstheilungskraft unterstützen. Das passende Mittel befindet sich gleichsam in Resonanz mit dem Körper, der besonders empfänglich ist für diesen Reiz. Das können wir mit einem Beispiel aus der Musik deutlich machen: Schlägt man auf einem Klavier das „C" an, so geraten alle (ungedämpften) Saiten in Schwingung, die um eine oder mehrere Oktaven höher oder tiefer sind als die angeschlagene C-Saite. Ebenso stellt man sich die Wirkung der homöopathischen Arznei vor: Sie versetzt den Körper in Schwingung, das heißt, sie regt ihn zur Reaktion an. Er soll Fehlfunktionen selbst regulieren. Reagiert der Körper zu heftig auf den Reiz des Arzneimittels, entsteht die Erstverschlimmerung. Legt man eine Therapiepause ein, verschwindet die überschießende Reaktion.

Man rechnet die Homöopathie deshalb zu den Reiz- und Regulationstherapien.

SIND DIE WIRKUNGEN NACHWEISBAR?

Es wurde und wird häufig versucht, mit wissenschaftlichen Methoden die Wirkung der Homöopathie nachzuweisen. Das scheitert daran, daß diese Heilkunde stark personenbezogen arbeitet. Die Standardmethode zum Nachweis einer Arzneiwirkung, der sogenannte Doppelblindversuch, ist daher kaum anwendbar. Dennoch liegen Studien vor, die eine Wirkung zumindest als wahrscheinlich erweisen. Außerdem berichten viele Fallbeschreibungen von guten Heilerfolgen, auch bei hartnäckigen Leiden.

Kritiker der Homöopathie beziehen sich häufig auf die Hochpotenzen. Physikalisch betrachtet, kann ab einer Potenz von D23 oder C12 kein Teilchen der Ausgangssubstanz mehr in der Arznei sein. Skeptiker halten deshalb die Hochpotenzen für unwirksam. Dagegen steht die Erfahrung vieler Homöopathen, die mit Hochpotenzen gute Erfolge erzielen konnten. Sie postulieren, daß beim Vorgang des Verschüttelns oder Verreibens die „Information" der Arznei wie ein Muster in den Trägerstoff „eingeprägt" wird. Das läßt sich derzeit nicht nachweisen. Jedoch zeigen andere Untersuchungen der Physik, Biologie und Biochemie, daß selbst Minimengen eines Stoffes in lebenden Organismen große Effekte hervorrufen können.

Trotz Für und Wider läßt sich festhalten, daß homöopathische Therapie keine Glaubensfrage ist. Zumindest nicht mehr als manche Therapieformen der „Schulmedizin".

DIE ARZNEI-FORMEN: TROPFEN, GLOBULI, PULVER

Im Kapitel über die „Potenzierung" haben wir vor allem von flüssigen Zubereitungen gesprochen. Tropfen – oder in der Fachsprache Dilutionen – sind typisch für die Homöopathie. Da eine Dilution immer Alkohol enthält, sollen schwangere und stillende Frauen, Kinder und gegen Alkohol besonders empfindliche Personen („trockene Alkoholiker") besser die sogenannten Globuli nehmen. Dies sind Kügelchen aus Milchzucker, die mit der flüssigen Zubereitung in genau abgemessenem Verhältnis benetzt und anschließend getrocknet werden. Der Alkohol verdunstet dabei.

Aus manchen Grundstoffen kann man keine Lösung bereiten. Man verarbeitet diese Stoffe durch intensives Verreiben mit Milchzucker zu Pulvern, den „Verreibungen" oder Triturationen. Durch Verpressen der Pulver entstehen homöopathische Tabletten, die man als genau dosierte Verreibungen bezeichnen kann. Andere Arzneiformen wurden großteils erst nach Hahnemann entwickelt und werden eher selten eingesetzt: Lösungen zum Spritzen in Ampullen oder auch in Trinkampullen, Zäpfchen, Augen- und Nasentropfen sowie Salben.

Nicht jedes Mittel ist in allen Formen erhältlich. Ab D6, also der sechsten Potenzstufe, sind alle Mittel auch flüssig herstellbar. Homöopathische Arzneiformen sind ungeöffnet in der Regel fünf Jahre haltbar. Bei gleicher Potenz kann man die Arzneiformen im allgemeinen austauschen: 5 Tropfen einer Dilution entsprechen 5 Globuli oder 1 Tablette.

AUSGANGS-STOFFE: PFLANZEN, TIERE, MINERALIEN

Um gleich vorweg mit einem Mißverständnis aufzuräumen: Homöopathie ist keine Pflanzenheilkunde, und ein homöopathisches Heilmittel ist nicht unbedingt „etwas Pflanzliches". Neben Pflanzen werden Tiere und ihre Sekrete, Mineralien und Erden, aber auch Gifte und Krankheitsausscheidungen verarbeitet. Dazu einige Beispiele:

Viele homöopathische Heilmittel entstehen aus pflanzlichen Ausgangsstoffen. Dabei werden einheimische Pflanzen verarbeitet wie Ringelblume (Calendula officinalis), Löwenzahn (Taraxacum) oder Wiesenküchenschelle (Pulsatilla pratensis), aber auch Exoten wie der Lebensbaum (Thuja occidentalis) oder Ginseng (Panax ginseng). Viele Giftpflanzen liefern wertvolle Mittel, zum Beispiel Tollkirsche (Atropa belladonna), Blauer Eisenhut (Aconitum napellus) oder Roter Fingerhut (Digitalis purpurea). Letztere Zubereitungen sind bis D3 verschreibungspflichtig, das heißt, man bekommt sie nur mit einem ärztlichen Rezept. Verarbeitet werden auch Ausscheidungen von Pflanzen, zum Beispiel Terebinthina, das Öl aus Pinienharz. Pilze zählen ebenso zum Repertoire: Agaricus muscarius ist der Fliegenpilz.

Auch Tiere werden zu Heilmitteln verarbeitet: Die Honigbiene (Apis mellifica), Waldameise (Formica rufa) oder Cantharis, die Spanische Fliege, sind Beispiele. Tierische Gifte stammen von Schlangen wie Lachesis (von der Lanzenförmigen Viper) oder Vipera berus (Kreuzotter), aber auch von Kröten (Bufo rana).

Aus dem Mineralbereich stammt eine Vielzahl von Heilmitteln. Man verwendet Mineralien wie Kieselsäure (Silicea), Metalle wie Gold (Aurum) oder Silber (Argentum) und organische Verbindungen wie Kampfer (Camphora). Anorganische

Stoffe werden „pur" oder als chemisches Salz verarbeitet, zum Beispiel Schwefel (Sulfur), Gelber Phosphor (Phosphorus), Eisenphosphat (Ferrum phosphoricum) oder Kochsalz (Natriumchlorid; Natrium muriaticum).

Auch Krankheitserreger zur Therapie

Etwas befremdlich mutet der Gedanke an, daß auch Krankheitskeime und -ausscheidungen zu Arzneimitteln verarbeitet werden. Man nennt sie „Nosoden" oder homöopathische Impfstoffe. Seit langem eingesetzte Nosoden sind Tuberkulinum (aus Tuberkelbazillen), Vaccinium (aus Pockenlymphe), Medorrhinum und Luesinum. „Pyrogenium" wird aus vorbehandeltem Fleisch gewonnen. Ebenfalls sehr speziell sind „Autonosoden"; dabei wird körpereigene Substanz des Patienten speziell für ihn aufbereitet, zum Beispiel Blut, Eiter, Speichel oder Nieren- und Blasensteine. Es versteht sich von selbst, daß solche Heilmittel nur von sehr erfahrenen Homöopathen verordnet und eingesetzt werden können. Der Körper reagiert mitunter sehr heftig.

Eine neue Variante sind „moderne Nosoden", die aus Umweltgiften, Allergenen, Hormonen und Medikamenten (zum Beispiel Kortison-ähnlichen Verbindungen) gewonnen werden.

WER STELLT HOMÖOPATHISCHE ARZNEIMITTEL HER?

Im Gegensatz zu Hahnemanns Zeiten ist es heute selbstverständlich, daß man homöopathische Arzneimittel in der Apotheke kaufen kann. Ja, es gibt sie ausschließlich in der Apotheke; denn homöopathische Zubereitungen gelten rechtlich als „apothekenpflichtige Arzneimittel". Damit sichert der Gesetzgeber, daß die Herstellung, Lagerung und Abgabe nur nach den strengen Regeln des Arzneimittelgesetzes stattfinden kann – zum Schutz der Verbraucher.

Die Herstellung der Arzneimittel ist genau geregelt im „Homöopathischen Arzneibuch". Dieses Buch beschreibt alle zulässigen Herstellverfahren und gibt für jeden Stoff einzeln an, nach welcher Vorschrift die Urtinktur oder Erstverreibung hergestellt werden darf. Der Einsatz von Maschinen ist eingeschränkt erlaubt, vieles wird von Hand gemacht. Danach muß sich sowohl die Industrie richten, die die Mehrzahl der homöopathischen Arzneimittel anfertigt, als auch die Apotheke, die Homöopathika herstellt. Die Ausgangsstoffe dürfen nur einzeln verarbeitet werden.

Die meisten Apotheken halten die gebräuchlichen homöopathischen Heilmittel vorrätig. Ein gewünschtes Mittel können sie bestellen oder anfertigen. Allerdings muß der Kunde sich im Einzelfall gedulden, da die vorschriftsmäßige Zubereitung mitunter Tage dauern kann. Auch die Industrie hat nicht immer alle Potenzen aller Stoffe vorrätig.

WARUM OHNE BEIPACKZETTEL?

Kauft man in der Apotheke ein homöopathisches Mittel, so bekommt man ein einfaches braunes Fläschchen oder eine kleine Dose, auf der nur der Name des Mittels, die Potenz und die Herstellerfirma steht. Warum haben diese Mittel keinen Beipackzettel? Obwohl es doch „richtige" Arzneimittel sind. Das stimmt, aber sie haben einen besonderen Rechtsstatus. Homöopathische Arzneimittel müssen ihre Wirksamkeit nicht nachweisen; sie werden lediglich „registriert". Folglich dürfen sie keinen Wirkungsbereich angeben.

Außerdem werden homöopathische Mittel, wie wir gesehen haben, nach Symptomen und Besonderheiten oder Ursachen einer Erkrankung eingesetzt, so daß ein und dasselbe Mittel bei scheinbar sehr verschiedenen Krankheiten zum Zuge kommt. Als Beispiel sei der Blaue Eisenhut, Aconitum napellus, genannt, die wichtigste homöopathische Arznei bei vielen akuten Erkrankungen. Er hilft bei Erkrankungen, die durch kalten Wind verursacht wurden, bei Fieber ohne Schweiß, bei Zahnschmerzen, Kopfschmerzen und manchen Nervenschmerzen sowie bei Krankheiten, die nach großem Schreck oder Ärger auftreten. So verschieden die Indikationen sind, so verschieden kann auch die Dosierung sein. Ein Beipackzettel kann alle diese Möglichkeiten unmöglich auflisten.

Aus diesem Grund kann Ihnen häufig auch der Apotheker nicht sagen, wofür oder wogegen Sie ein bestimmtes Arzneimittel bekommen haben. Er müßte dazu Ihre ganze Krankengeschichte erfragen.

KOMPLEX- ODER EINZEL-MITTEL?

Bei der Vielzahl der Heilmittel ist es nicht einfach, ein passendes Mittel zu wählen. Auch erfahrene Homöopathen müssen bei schwierigen Fällen lange suchen, bis sie das „Simile" gefunden haben. Um so schwerer tut sich der Laie. Daher bietet die Industrie sogenannte Komplexmittel an, die mehrere, aufeinander abgestimmte, homöopathische Mittel enthalten. Auf die Zahl der Bestandteile deuten Zusatznamen wie „Pentarkan" (fünf Mittel) oder „Oligoplex" (mehrere Mittel). Die sogenannten Potenzaccorde (nicht für die Selbstbehandlung geeignet) enthalten ein Mittel in verschiedenen Potenzen, zum Beispiel in D4, D8, D30 und D200.

Komplexmittel werden von „klassisch" arbeitenden Homöopathen häufig kritisiert, da Samuel Hahnemann selbst keine Mischungen einsetzte. Dennoch bieten sie Vorteile in der Selbstbehandlung. Sind die Krankheitszeichen sehr vielfältig, zum Beispiel bei einer Erkältung, hat der Patient eher die Wahrscheinlichkeit, für sein Leiden „etwas Passendes" einzunehmen. Außerdem kann ein Komplexmittel hilfreich sein, wenn der Patient seine Symptome nicht genau beobachtet hat oder die Zeit für die Ermittlung eines Einzelmittels zu knapp ist. In geeigneten Fällen wird auch der Apotheker zu Komplexmitteln raten.

Zu den Naturheilmitteln zählen Zubereitungen, die neben Pflanzenauszügen auch homöopathische Mittel enthalten. Diese Mischungen betrachtet man heute mit Skepsis, denn Homöopathika gehören nicht zur Pflanzenheilkunde.

HOMÖOPA-THISCHE ARZNEIMITTEL: WANN UND FÜR WEN?

Die Homöopathie ist eine besondere Form der Arzneitherapie, die bei bestimmten Erkrankungen mit gutem Erfolg eingesetzt werden kann. Wir wollen uns in diesem Buch auf die Selbstbehandlung beschränken. Ein erfahrener Homöopath wird noch mehr Krankheiten erfolgreich behandeln können.

Die meisten leichteren Erkrankungen wie Erkältungen, grippale Infekte oder Muskelkater lassen sich gut homöopathisch behandeln. Auch akute Beschwerden wie Wunden, Verstauchungen, Prellungen und Blutergüsse können gelindert werden. Viele homöopathische Mittel eignen sich als Soforthilfe, zum Beispiel bei Insektenstichen, Durchfall durch fremdländische Kost, Sonnenbrand oder Reiseübelkeit. Kinder sprechen meist sehr gut auf die Homöopathie an.

Da die Mittel bei richtigem Einsatz praktisch keine Nebenwirkungen haben, sind sie auch für schwangere und stillende Frauen sowie ältere und alte Menschen geeignet (fragen Sie vorher aber Ihren Arzt). Auch viele Tiere reagieren auf die Mittel, was oft als Beweis für ihre Wirksamkeit angeführt wird.

Chronische Beschwerden wie Erkrankungen an Haut und Schleimhaut, Schwindelattacken oder niedriger Blutdruck können ebenfalls behandelt werden, wenn ein Arzt zuvor geklärt hat, daß keine ernsthaften Ursachen zugrunde liegen. Das ist unerläßlich für die Selbstbehandlung solcher Störungen.

DIE GRENZEN DER HOMÖO- PATHIE

Damit sind wir bei den Grenzen der Homöopathie in der Selbstbehandlung. Bei schweren Erkrankungen muß unbedingt ein Arzt zu Rate gezogen werden. Das gilt besonders für kranke Kinder und ältere Menschen. Als Beispiel: Kinder mit hohem Fieber, starkem Erbrechen oder Durchfall müssen auf jeden Fall zum Arzt, ebenso bei starken Schmerzen. Herumprobieren kann lebensgefährlich werden. Dies gilt natürlich auch für plötzliche Herz- oder Atemnotbeschwerden. Generell gilt, daß ein Arzt Beschwerden unklarer Ursache oder solche, die lange dauern und einfach nicht besser werden wollen, abklären muß.

Daneben gibt es eine Reihe von Krankheiten, die die Medizin gezielt und wirkungsvoll behandeln kann. Dazu gehören alle operationsbedürftigen Krankheiten wie Brüche und klaffende Wunden, die ein Chirurg versorgen muß. Fremdkörper in Körperöffnungen und Wunden müssen ebenfalls vom Arzt entfernt werden. Denken Sie daran, wenn Kinder über Schmerzen in Ohren oder Nase klagen. Auch bei verschmutzten oder eitrigen Wunden müssen Sie zum Arzt gehen.

Für manche Krankheiten hält die Schulmedizin hochwirksame „allopathische" Arzneimittel bereit. „Allopathisch" kommt von den griechischen Worten für „anderes Leiden " und meint Mittel, die der Krankheit entgegenwirken. Ein Beispiel sind Antibiotika. Sie töten oder hemmen Bakterien und können lebensrettend sein bei schweren Infektionen wie Lungen- oder Hirnhautentzündung. Sie helfen auch, ernsthafte Folgeschäden, zum Beispiel nach Mumps, zu vermeiden. Ebenso muß hohes Fieber mit fiebersenkenden Mitteln behandelt werden, wenn der Körper es alleine nicht mehr schafft.

Bei Krankheiten, bei denen ein körpereigener Stoff fehlt und ersetzt werden kann, sind Homöopathika fehl am Platz. Wichtigstes Beispiel ist die Zuckerkrankheit (Diabetes mellitus), bei der die Bauchspeicheldrüse zu wenig oder gar kein Insulin bereitstellt. Dieses ist für den Zuckerstoffwechsel lebenswichtig. Vor Einführung des Insulins in den zwanziger Jahren war die Diagnose Diabetes ein Todesurteil. Führt man Insulin von außen zu, können die Patienten ein weitgehend normales Leben führen. Man kennt heute eine Reihe von (meist erblichen) Krankheiten, die durch einen Mangel an körpereigenen Eiweißstoffen, sogenannten Enzymen entstehen. Ersetzt man die fehlenden Stoffe, sind die Patienten praktisch gesund.

Krankheiten nicht verschleppen

Auch bei schweren Krankheiten wird ein Arzt verschiedene Maßnahmen kombinieren, wenn dies sinnvoll ist. Viele Heilverfahren schließen sich gegenseitig nicht aus. Wichtig ist nur, daß die Krankheit nicht durch eine ungeeignete Behandlung verschleppt wird, was böse Folgen haben kann. Als Nachbehandlung, zum Beispiel nach Operationen oder Zahnziehen oder in der Heilungsphase nach schweren Infektionen, kann die Homöopathie viel Gutes bewirken.

KOMBINATION MIT NATURHEILVERFAHREN

Die Homöopathie kann praktisch mit allen Verfahren der Naturheilkunde kombiniert werden, die die Selbstheilungskraft des Organismus anregen.

Dazu gehören die bekannten Reizmittel der Naturheilbewegung. Jeder kennt die wohltuende Wirkung eines heißen Bades und einer Schwitzkur bei Erkältungen oder von Wadenwickeln bei Fieber. Umschläge, Licht-, Sonnen- und Luftbäder helfen bei mancherlei Beschwerden. Mäßiges Essen oder eine Diät schonen den ohnehin strapazierten Organismus. Manchmal unterstützt auch Heilfasten den Heilungsprozeß (vorher den Arzt fragen, denn nicht alle Personen dürfen fasten).

Entspannungsverfahren, Ruhe und viel Schlaf stärken das körperliche und seelische Befinden und die Widerstandskraft des Körpers. Überhaupt sollten wir besonders auf die seelische Verfassung des Kranken achten. Es tut nicht nur Kindern gut, wenn wir sie ermuntern, aufheitern und mit ihnen über ihre Probleme sprechen. Das klingt banal, kann aber manchmal Wunder wirken.

Auch mit Arzneimitteln aus der Pflanzenheilkunde kann die Homöopathie gemeinsam angewandt werden. Dabei muß nochmal betont werden, daß Homöopathika nicht unbedingt „pflanzliche Mittel" sind. Die Homöopathie ist von ihrer Auffassung des Heilvorganges her keine Pflanzenheilkunde.

DIE VERANTWORTUNG DES PATIENTEN

Gesund werden und gesund bleiben wird heute immer wichtiger. Die Auffassung, daß jeder Mensch für seine Gesundheit verantwortlich ist, gewinnt zunehmend Anhänger. Das ist gut so, denn viel zu oft fühlen wir uns nicht zuständig und suchen die „Schuld" für eine Erkrankung oder Fehlfunktion in der Umwelt. Bekanntes Beispiel sind die Zivilisationskrankheiten, die durch falsche Lebensführung begünstigt werden: Überernährung, Gicht, Arterienverkalkung und manche Formen des Bluthochdrucks. Falsche Lebensweise und Streß schwächen den Körper in der Auseinandersetzung mit äußeren Reizen, seien es nun Temperaturschwankungen, widrige Wetterverhältnisse oder Bakterien und Viren.

Wenn Sie sich oder Ihre Kinder selbst behandeln wollen, müssen Sie gut überlegen, ob Sie das im konkreten Fall verantworten können oder besser doch zum Arzt gehen. Beraten Sie sich in Zweifelsfällen mit Ihrem Apotheker. Meist wird er bei der Abgabe eines Arzneimittels ohnehin nachfragen, um sicherzustellen, daß ernste Leiden nicht verschleppt werden.

Wer homöopathische Heilmittel anwenden will, muß sich – Körper, Seele und Geist – sorgfältig beobachten, um typische Symptome für die Mittelwahl herauszufinden. Machen Sie sich bewußt, daß Homöopathika die Selbstheilungskraft im Körper anregen wollen. Das heißt, daß sie meistens nicht schlagartig wirken, sondern eher eine Reaktion anstoßen. Haben Sie Geduld und unterstützen Sie den Körper aktiv in seinem Bemühen um Gesundung.

EINIGE GRUND- REGELN FÜR DIE ANWEN- DUNG

Das richtige Einnehmen der Arznei unterstützt ihre Wirkung. Nehmen Sie homöopathische Mittel eine halbe Stunde vor oder nach dem Essen ein; nie zu den Mahlzeiten. Günstig ist die Zeit vor dem Schlafengehen. Behalten Sie die Arznei einige Zeit im Mund; manche Homöopathen empfehlen, sie zu „kauen". Tabletten und Pulver läßt man auf der Zunge zergehen; Dilutionen „lutscht" man wie ein Bonbon. Nicht verdünnen und keine Metallöffel verwenden. Globuli, Tabletten oder Triturationen (Verreibungen) sind für Kinder geeignet. Meiden Sie Genußmittel wie Alkohol, Tabak, Kaffee und starken Schwarztee während der Behandlung.

Nehmen Sie nur die verordnete Menge des Mittels ein. Hier gilt nicht „viel hilft viel". Als Faustregel gilt:

– hochakute Symptome: alle 2 bis 10 Minuten,

– akute Symptome: halb- bis einstündlich,

– bei Besserung und bei chronischen Leiden: ein- bis dreimal täglich und seltener.

Bei langwierigen Leiden ist es durchaus üblich, nur einmal pro Woche oder noch seltener eine Gabe zu nehmen. Bei einer Erstverschlimmerung macht man eine Therapiepause.

Sind Sie unsicher, welche Potenz Sie wählen sollen, empfiehlt sich meist die D6. Wählen Sie keine Hochpotenzen und keine Konstitutionsmittel für die Selbstbehandlung aus.

Wenn Sie Arzneiformen austauschen wollen, gilt:

5 Tropfen entsprechen etwa 5 Globuli, dies entspricht einer Tablette oder einer Messerspitze Trituration.

Hinweise zur Lagerung

Bewahren Sie die Arzneimittel übersichtlich geordnet im Arzneischrank in einem trockenen Zimmer auf (nicht im Badezimmer). Ungeöffnete Packungen halten mindestens fünf Jahre. Nicht in die Sonne stellen und nicht im Kühlschrank lagern, denn homöopathische Mittel vertragen dies nicht gut.

Wenn Sie regelmäßig homöopathische Arzneimittel verwenden wollen, empfiehlt es sich, eine Haus- und Reiseapotheke anzulegen. Die Medikamente könnten strahlenempfindlich sein. Bewahren Sie sie vorsichtshalber bei Flugreisen in einer Fototasche auf, die die Strahlen abschirmt. Auf Reisen sind feste Arzneiformen (Tabletten, Triturationen) handlicher als Dilutionen.

Nach diesen Hinweisen können Sie im folgenden Teil dieses Ratgebers für die Selbstbehandlung geeignete Mittel auswählen. Zur besseren Übersicht ist dieser Teil nach der „Kopf-zu-Fuß-Systematik" eingeteilt, das heißt weitgehend nach den betroffenen Organen. Ein kurzer Text beschreibt das Typische des Arzneimittelbildes und erleichtert damit die Wahl des Mittels. Suchen Sie also im Organbereich nach dem Mittel, dessen Beschreibung am besten zu Ihren Krankheitszeichen paßt.

KRANKHEITEN, KRANKE ORGANE UND DIE HOMÖOPATHIE

1. KOPF-SCHMERZEN UND MIGRÄNE

Kopfschmerzen sind in der Regel keine Krankheit, sondern ein Symptom dafür, daß etwas „nicht in Ordnung" ist. Kommen die Schmerzen immer wieder, muß der Arzt nach der Ursache fahnden. Auch Verspannungen im Nackenbereich, eine Nervenentzündung oder ein Tumor können Auslöser sein. Viele Menschen reagieren bei persönlicher Belastung, Überarbeitung und Nervosität oder Wetterwechsel mit Kopfschmerzen. Manche Frauen leiden vor oder während der Monatsblutung daran. Eine Sonderform ist die Migräne, die ebenfalls ärztlich behandelt werden muß.

Die homöopathische Behandlung eignet sich für akute Beschwerden. Bei chronischen Kopfschmerzen kann unter Umständen eine Konstitutionstherapie helfen, die der Laie aber nicht selbst durchführen kann.

Unbedingt zum Arzt muß man, wenn

**– hohes Fieber und Erbrechen auftreten,
– die Schmerzen nach Verletzungen, Stößen, Schlägen oder Sonnenstich auftreten,
– die Schmerzen trotz Behandlung anhalten oder immer wieder kommen.**

NUX VOMICA D12
(STRYCHNOS NUX VOMICA; BRECHNUSS)

ist ein typisches „Kater-Mittel". Der Patient hat zuviel gegessen, reichlich Alkohol und Kaffee getrunken und geraucht. Am schlimmsten ist es morgens nach dem Erwachen: Der Kopf brummt, das Gesicht ist verquollen, Magen und Darm rebellieren. Zugluft und Kälte verschlimmern. Auch bei Streß- und Spannungskopfschmerzen.

▶ **Dosierung:**

akut halbstündlich bis stündlich 1 Tablette, bei Besserung absetzen oder einmal täglich 1 Tablette.

BELLADONNA D6
(ATROPA BELLADONNA; TOLLKIRSCHE)

Die Schmerzen setzen plötzlich ein, sie hämmern und pulsieren in Schläfen und Stirn, das Gesicht ist heiß und rot, die Halsschlagader pocht. Der Kopf „läuft über" vor Hitze. Die Beschwerden sind oft eine Folge von intensiver Sonneneinstrahlung. Jede Bewegung, Licht und Geräusche verschlimmern.

▶ **Dosierung:**

akut halbstündlich bis stündlich 5 Tropfen, bei Besserung dreimal täglich 5 Tropfen.

GLONOINUM D6
(NITROGLYZERIN)

Berstende Schmerzen setzen plötzlich und sehr heftig ein; sie schlagen wie Wellen durch den Kopf. Der Kopf ist heiß und rot, die Augenbindehäute gerötet, die Pupillen geweitet. Auch bei Schmerzen nach großer Hitze (pralle Sonne, überheizte Räume) oder intensiver Sonnenbestrahlung (Sonnenstich; Arzt rufen!). Wärme und Alkohol verschlimmern; frische Luft, Hochlagern des Kopfes und Schlafen bessern.

▶ **Dosierung:**

akut halbstündlich bis stündlich 1 Tablette, bei Besserung dreimal täglich 1 Tablette.

CALCIUM PHOSPHORICUM D12
(CALCIUMPHOSPHAT)

lindert „Schulkopfschmerzen" bei überforderten und zappeligen Kindern (Zappelphilipp). Essen und Mittagsschlaf bessern.

▶ **Dosierung:**

akut halbstündlich bis stündlich 1 Tablette, sonst einmal täglich 1 Tablette.

IRIS VERSICOLOR D6
(SCHWERTLILIE)

Die Migräne, häufig rechtsseitig und auf der Stirn, ist begleitet von Sehstörungen, andauernder Übelkeit und saurem Erbrechen. Sie tritt bevorzugt bei Entspannung an arbeitsfreien Tagen auf („Wochenendmigräne"). Arzt befragen!

▶ **Dosierung:**

anfangs halbstündlich bis stündlich 5 Tropfen (oder 1 Tablette), dann dreimal täglich 5 Tropfen.

SANGUINARIA CANADENSIS D6
(KANADISCHE BLUTWURZEL)

Der Migräneanfall beginnt früh am Morgen, steigert sich bis Mittag/Nachmittag und läßt abends nach. Hitzewallungen und heftiges Klopfen im Kopf. Auch bei Menstruationsmigräne. Licht, Lärm und Bewegung verschlimmern. Arzt befragen!

▶ **Dosierung:**

akut halbstündlich bis stündlich 5 Tropfen, dann dreimal täglich 5 Tropfen.

2. AUGEN

Regelmäßige Kontrolle der Sehschärfe gehört zur Gesundheitsvorsorge. Leichtere Beschwerden am Auge können Sie selbst behandeln; dazu gehören Bindehautentzündung, Gerstenkorn und Beschwerden durch Überanstrengung, zum Beispiel nach langen Autofahrten, durch Zugluft, kalten Wind oder gleißendes Licht (Schnee). Wenn akute Beschwerden nicht bald abheilen, müssen Sie unbedingt zum Augenarzt.

Gehen Sie sofort zum Arzt

– bei plötzlich starken Schmerzen in den Augen,
– bei Fremdkörpern im Auge oder in Augennähe,
– bei allen eitrigen Prozessen am Auge,
– wenn die Beschwerden nicht in wenigen Tagen abklingen,
– wenn ein Gerstenkorn spannt und schmerzt,
– wenn die Beschwerden nach einer Fernreise auftreten.

APIS MELLIFICA D6
(HONIGBIENE)

bei Bindehautentzündung mit stechenden, brennenden Schmerzen; Augenlider sind stark geschwollen und jucken; gerötete Augen. Besserung durch kühlende Augenkompressen.

▶ **Dosierung:**

akut stündlich 3 Tropfen, bei Besserung dreimal täglich 5 Tropfen.

EUPHRASIA D6
(EUPHRASIA OFFICINALIS; AUGENTROST)

ist bei akuten Bindehautentzündungen ange-
zeigt. Die Augen tränen, brennen und sind sehr
lichtempfindlich. Augenwinkel und Lidränder
sind geschwollen und gerötet.

▶ Dosierung:

akut stündlich 3 Tropfen, bei Besserung dreimal
täglich 5 Tropfen. Es gibt auch Euphrasia-Augen-
tropfen.

RUTA D6
(RUTA GRAVEOLENS; WEINRAUTE)

bei Kopfschmerzen und Augenschwäche nach
Überanstrengung, zum Beispiel durch Lesen,
Nähen, lange Autofahrten. Die Augen fühlen sich
heiß an, sind gerötet, schmerzen und tränen
manchmal.

▶ Dosierung:

akut stündlich 3 Tropfen, bei Besserung dreimal
täglich 5 Tropfen.

STAPHISAGRIA D6
(DELPHINIUM STAPHISAGRIA; STEPHANSKRAUT)

hat sich bewährt beim sogenannten Gerstenkorn,
einer schmerzhaften Schwellung am Augenlid. Es
entsteht durch bakterielle Entzündung der Lid-
drüsen und heilt nach einigen Tagen oft von
alleine ab, kehrt aber häufig wieder.

▶ Dosierung:

bei den ersten Anzeichen beginnen; dreimal täglich 5 Tropfen.

3. MUND, ZÄHNE, ZAHNFLEISCH

Auch wenn Sie selten oder nie Beschwerden haben: Die halbjährliche Kontrolle beim Zahnarzt gehört zum „Pflichtprogramm" der Gesundheitsvorsorge. Gehen Sie bei Schmerzen sofort zum Zahnarzt. Die Beschwerden sind immer ein Zeichen, daß Zähne, Zahnfleisch oder Kieferknochen nicht in Ordnung sind. Genau kann das nur ein Arzt feststellen.

ARNICA MONTANA D6
(ARNIKA; BERGWOHLVERLEIH)

Das homöopathische Wundheilmittel hilft bei Beschwerden durch neu angepaßten Zahnersatz, nach dem Zahnziehen oder einer Zahnfleischbehandlung. Arnica lindert Schmerzen und Bluten und fördert die Heilung. Bei Schmerzen nach Zahnziehen und Zahnwurzelbehandlung bewährt sich der Wechsel mit **Hypericum D12**. Bei Beschwerden nach Zahnplombieren im Wechsel mit **Nux vomica D12**.

▶ **Dosierung:**

anfangs halbstündlich 5 Tropfen Arnica im Wechsel mit 5 Tropfen Hypericum oder Nux vomica. Bei Prothesenbeschwerden dreimal täglich 5 Tropfen Arnica.

BORAX D6
(NATRIUM TETRABORICUM; BORAX)

Auf der Mundschleimhaut oder der Zunge treten kleine, runde, geschwürige Bläschen auf, die brennen und beim Essen und Trinken oft stark schmerzen (sogenannte Aphthen).

▶ **Dosierung:**

dreimal täglich 1 Tablette.

4. GRIPPALER INFEKT, ERKÄLTUNG MIT FIEBER

Der grippale Infekt, der fälschlicherweise einfach Grippe genannt wird, wird durch Viren hervorgerufen. Neben Fieber treten oft Schnupfen, Husten, Halsschmerzen und Heiserkeit auf. Viele Patienten fühlen sich matt und abgeschlagen und haben Kopf- und Gliederschmerzen. Eine homöopathische Behandlung kann die Beschwerden oft im Anfangsstadium „abfangen" und Komplikationen mildern. Ziel ist nicht, möglichst schnell das Fieber zu vertreiben, da dieses eine sinnvolle Reaktion des Körpers auf die Krankheitskeime ist. Vergessen Sie neben den Medikamenten die vielen erprobten Hausmittel nicht; als Beispiele: Wadenwickel bei Fieber, Halswickel, Bettruhe und viel Schlaf, Wärme, heißer Tee mit Zitrone …

Gehen Sie unbedingt zum Arzt, wenn

– hohes Fieber (über 39 °C) auftritt,
– das Fieber trotz Behandlung weiter steigt,
– Sie plötzlich starke Kopfschmerzen, Nackensteifigkeit, ausgeprägtes Schwächegefühl, Herzjagen oder „Herzstolpern" haben,
– kleine Kinder hohes Fieber haben,
– Schnupfen sich in den Nebenhöhlen oder den Stirnhöhlen festsetzt.

Bei plötzlich einsetzenden Beschwerden mit Fieber:

ACONITUM D6
(ACONITUM NAPELLUS; BLAUER EISENHUT)

bei plötzlichem, heftigem Fieber, solange kein Schweiß auftritt („trockenes Fieber"). Der Infekt wird ausgelöst durch trocken-kaltes, windiges Wetter. Das Gesicht ist trocken, heiß und rot; der

Patient ist ängstlich und unruhig, hat viel Durst, oft Halsschmerzen.

▶ **Dosierung:**

stündlich 5 Tropfen/Globuli bis zur Besserung.

BELLADONNA D6
(ATROPA BELLADONNA; TOLLKIRSCHE)

bei plötzlichem, hohem Fieber mit starkem Schwitzen. Der Infekt wird ausgelöst durch feucht-kaltes Wetter. Das Gesicht ist hochrot-glühend und feucht-schweißig, der Mund trocken, die Pupillen weit, der Körper „glüht", die Halsschlagader klopft. Der Patient ist erregt und überempfindlich gegen Licht, Geräusche und Bewegung. Auch bei Halsentzündung.

▶ **Dosierung:**

stündlich 5 Tropfen/Globuli bis zur Besserung.

FERRUM PHOSPHORICUM D6
(EISENPHOSPHAT)

ist ein gutes Fiebermittel bei rasch erschöpften Menschen (auch Kindern) mit geringer Abwehrkraft. Der Kreislauf ist labil; die Gesichtsfarbe wechselt zwischen blaß und rot. Oft mit Nasenbluten, Kopf- und Ohrenschmerzen.

▶ **Dosierung:**

akut stündlich 1 Tablette, dann dreimal täglich 1 Tablette.

Bei beginnender Erkältung:

CAMPHORA D1
(KAMPFER)

bei den ersten Anzeichen einer fieberhaften Erkältung. Das Gesicht ist blaß, der Patient fröstelt. Wichtig: Nicht für Säuglinge und Kleinkinder!

▶ Dosierung:

halbstündlich 3 Tropfen bis zur baldigen Besserung.

Bei Abgeschlagenheit und Gliederschmerzen:

EUPATORIUM PERFOLIATUM D6
(WASSERHANF)

Typisch: Der ganze Körper tut weh, Gelenke, Knochen und Muskeln schmerzen wie verrenkt. Das Fieber steigt morgens zwischen 7 und 9 Uhr. Quälende Kopf- und Augenschmerzen.

▶ Dosierung:

stündlich 5 Tropfen, bei Besserung viermal täglich 5 Tropfen.

GELSEMIUM D6
(GELSEMIUM SEMPERVIRENS; FALSCHER JASMIN)

Die Infektion tritt oft bei milder, feuchter Witterung auf (Sommergrippe) und verläuft langsam. Der Patient fröstelt, zittert, ist schlapp, schläfrig und fühlt sich wie „zerschlagen". Dumpfe Kopfschmerzen („Kopfgrippe") sind typisch.

▶ Dosierung:

stündlich 5 Tropfen, bei Besserung viermal täglich 5 Tropfen.

RHUS TOXICODENDRON D12
(GIFTSUMACH)

Die Beschwerden entstehen durch Verkühlung, Durchnässung und bei Überanstrengung. Mit dem Fieber beginnen heftige Schmerzen, die zu großer innerer Unruhe führen. Der Patient ist ruhelos und reizbar. Häufig Gliederschmerzen, heftiger Schnupfen mit verstopfter Nase und Fieberbläschen an der Lippe. Wärme lindert.

▶ **Dosierung:**

stündlich 5 Tropfen, bei Besserung dreimal täglich 5 Tropfen.

Zur Steigerung der Abwehr:

ECHINACEA URTINKTUR ODER D2
(KEGELBLUME)

steigert die körpereigene Abwehr. Auch für Kinder geeignet. Echinacea kann mit dem jeweils angezeigten homöopathischen Medikament kombiniert werden.

▶ **Dosierung:**

alle zwei bis drei Stunden 5 Tropfen, dann dreimal täglich 5 Tropfen.

5. ALLERGISCH BEDINGTER SCHNUPFEN (HEUSCHNUPFEN)

Beim „Heuschnupfen" reagiert der Patient überempfindlich auf bestimmte Pollen und Blütenstaub. Die Auslöser sollten vom Arzt geklärt werden. Ebenso müssen Sie unbedingt zum Arzt, wenn Sie Atemnot oder Asthmaanfälle bekommen. Viele Patienten leiden an Augenentzündung und Schnupfen.

EUPHRASIA D6
(EUPHRASIA OFFICINALIS; AUGENTROST)

Die entzündeten Augen jucken und brennen; die Bindehäute sind gerötet. Der Patient ist lichtscheu. Das Tränensekret ist scharf und brennt, das Nasensekret dagegen milde.

▶ **Dosierung:**

anfangs stündlich 5 Tropfen, dann dreimal täglich 5 Tropfen.

ALLIUM CEPA D6
(ZWIEBEL)

Typisch: Das Tränensekret ist eher milde; dafür brennt das wässrige Nasensekret, das Nasenlöcher und Oberlippe reizt und wund macht. Wärme verschlimmert die Beschwerden.

▶ **Dosierung:**

anfangs stündlich 5 Tropfen, dann dreimal täglich 5 Tropfen.

GALPHIMIA GLAUCA D4

ist ein typisches Heuschnupfenmittel. Bindehaut-entzündung (mit starkem Tränen) und ausgeprägter Schnupfen.

▶ **Dosierung:**

akut alle zwei bis drei Stunden 3 Tropfen.

6. HERZ-KREISLAUF-ERKRANKUNGEN

Alle Herz-Kreislauf-Erkrankungen müssen vom Arzt untersucht und abgeklärt werden. Er muß entscheiden, ob und wie zum Beispiel Herzrhythmusstörungen, Bluthochdruck oder Gefäßverengungen durch Arteriosklerose behandelt werden. Ein homöopathisch arbeitender Arzt wird eventuell auch diese Mittel einsetzen. Suchen Sie bei allen plötzlich auftretenden Beschwerden wie Herzjagen und -klopfen, Ohnmachtsanfällen, Verdacht auf Herzinfarkt oder Hirnschlag sofort einen Arzt auf. Wenn nötig, rufen Sie den Notarzt.

Homöopathisch gut zu behandeln sind Beschwerden bei niedrigem Blutdruck (Hypotonie), wenn ein Arzt geklärt hat, daß keine bösartige Ursache zugrunde liegt. Typisch und oft quälend sind schnelle Ermüdbarkeit und großes Schlafbedürfnis, Schwindel, Flimmern und Schwarzwerden vor Augen bei längerem Stehen und plötzlichem Aufrichten, kalte Hände und Füße. Bewegung, Gymnastik und Wasseranwendung regen den schlappen Kreislauf an. Bei ständigen Beschwerden sollten Sie einen homöopathisch geschulten Arzt befragen. Hier nur wenige Mittel für die Eigenbehandlung.

VERATRUM ALBUM D4
(WEISSE NIESWURZ; GERMER)

hat sich bei akuter Kreislaufschwäche bewährt.

Der Patient ist blaß, kalt und kaltschweißig, schwindelig bis zur Ohnmacht und hat Herzklopfen. Das Gesicht ist ängstlich-eingefallen. Starkes Verlangen nach Wärme und frischer Luft. Auch für Personen, die ohne ihren Morgenkaffee „nicht auf die Beine" kommen.

▶ Dosierung:

akut 2 bis 3 Tropfen im Abstand weniger Minuten auf die Mundschleimhaut geben; sonst dreimal täglich 5 Tropfen.

CAMPHORA D3
(KAMPFER)

hilft rasch, aber nur kurz bei Kreislaufschwäche, vor allem nach Operationen und schweren Infekten. Der Patient ist blaß, kaltschweißig und deckt sich trotz der Kälte immer wieder auf. Oft sehr erregt, verkrampft und ängstlich.

▶ Dosierung:

akut mehrmals 1 bis 2 Tropfen auf die Zunge geben.

HAPLOPAPPUS BAILAHUEN D2 ODER D3

ist ein relativ neues homöopathisches Mittel, das aus der Volksmedizin Südamerikas stammt. Geeignet bei Erschöpfungszuständen, Müdigkeit, Schwindel, Kopfschmerzen, Herzunruhe und Neigung zu Kreislaufstörungen.

▶ Dosierung:

drei- bis fünfmal täglich 5 bis 10 Tropfen.

7. VENENLEIDEN

Krampfadern und Venenleiden sind häufig anlagebedingt; sie werden gefördert durch Hormon-Einflüsse (Schwangerschaft), langes Stehen, wenig Bewegung und Behinderung des venösen Rückflusses. Erste Zeichen sind Spannungsgefühl und Schwellungen der Beine; später können Schmerzen, Entzündung der Venen und sogar Geschwüre an der Haut (Unterschenkelgeschwür) auftreten. Bei einer Venenentzündung müssen Sie sofort zum Arzt, ebenso bei Hautentzündung und offenen Beinen.

Leichte Venenbeschwerden können Sie selbst behandeln. Beugen Sie vor und ergänzen sie die homöopathische Behandlung mit Gymnastik, Wasseranwendungen, Beine hochlegen und Stützstrümpfen bei stehenden Berufen.

AESCULUS HIPPOCASTANUM D4 ODER D6
(ROSSKASTANIE)

ist ein Standardmittel der Venentherapie, solange keine Komplikationen bestehen. Geeignet bei erweiterten Venen mit geschwollenen, schmerzenden Beinen. Auch zur vorbeugenden Behandlung bei Schwangeren; fragen Sie vorher den Arzt.

▶ **Dosierung:**

dreimal täglich 5 Tropfen oder I Tablette.

Sind die Venen bereits erweitert und schmerzen oder beginnen sich zu entzünden, helfen zwei Mittel:

ARNICA MONTANA D6
(ARNIKA; BERGWOHLVERLEIH)

hilft bei sehr berührungsempfindlichen, schmerzhaften Venen und Krampfadern. Die Beine sind rot und heiß.

HAMAMELIS VIRGINIANA D4 ODER D6
(ZAUBERNUSS)

bei sehr empfindlichen Venensträngen mit wundem oder stechendem Schmerz. Die Krampfadern treten stark hervor und neigen zu Blutungen. Verschlimmerung bei feuchtwarmem Wetter und in der Schwangerschaft. Für die äußerliche Anwendung gibt es Hamamelis-Extrakt und -Salbe.

▶ **Dosierung bei beiden Mitteln:**

dreimal täglich 5 Tropfen einnehmen.

8. MAGEN-DARM-STÖRUNGEN BEI KINDERN (UND ERWACHSENEN)

„Bauchweh" gehört zu den häufigsten Beschwerden bei Kindern. Oft sind die Ursachen ganz einfach: Das Kind hat zuviel, Verschiedenes durcheinander oder etwas Unverträgliches gegessen. Kaltes Essen kann zum „erkälteten Magen" führen. Viele Kinder reagieren ebenso wie Erwachsene auf Kummer, Zorn oder Ärger mit Magenbeschwerden. Achten Sie bei der Mittelwahl auf die beschriebenen seelischen Besonderheiten. Gerade beim „nervösen Magen" ist es hilfreich, die Ursachen anzupacken und zu beseitigen. Die hier aufgeführten Mittel eignen sich für Erwachsene und Kinder, wenn die Zeichen „passen". Kinder nehmen am besten Globuli (keine Dilution wegen des Alkoholgehaltes).

Gehen Sie unbedingt zum Arzt,

– bei Verdacht auf eine (Lebensmittel-) Vergiftung,
– wenn die Schmerzen plötzlich und sehr heftig auftreten,
– wenn das Kind zusätzlich erbrechen muß und Fieber bekommt,
– bei Schwellungen und Schmerzen in der Leistengegend,
– wenn sich akute Beschwerden nicht schnell bessern oder immer wieder auftreten.

CHAMOMILLA D6
(MATRICARIA CHAMOMILLA; KAMILLE)

ist ein wichtiges Mittel in der Kinderheilkunde. Typisch: Die Kinder sind zornig, ungeduldig, reizbar und kaum zufriedenzustellen. Kleine Kinder wollen herumgetragen werden. Die Schmerzen scheinen unerträglich. Eine Backe ist rot, die andere deutlich blasser. Der Leib ist aufgetrieben. Blähungskoliken, Brechdurchfall, grünschleimiger

Stuhl, galliges Erbrechen. Oft bei Zahnungsbe-
schwerden.

▶ **Dosierung:**

halbstündlich 3 Globuli, bei Besserung dreimal
täglich 5 Globuli.

COLOCYNTHIS D6
(CITRULLUS COLOCYNTHIS; KOLOQUINTE)

Die kolikartigen Schmerzen sind so heftig, daß
sich der Patient zusammenkrümmt und hin- und
herwälzt. Wäßriger Durchfall, Übelkeit und Brechreiz. Nahrung verschlimmert, Wärme bessert
(Wärmflasche!). Auch bei Magenbeschwerden
durch unterdrückte Wut und Zorn, Aufregung,
Kummer und Sorgen. Die Patienten sind gereizt,
ärgerlich und ungeduldig.

▶ **Dosierung:**

halbstündlich 5 Globuli, bei Besserung dreimal
täglich 5 Globuli.

MAGNESIUM PHOSPHORICUM D6
(MAGNESIUMPHOSPHAT)

hilft bei plötzlich auftretenden, leichteren Bauchkrämpfen. Wärme, warme Getränke und leichte
Bauchmassage bessern.

▶ **Dosierung:**

halbstündlich 5 Globuli bis zur Besserung.

NUX VOMICA D12
(BRECHNUSS)

Krämpfe, Magenschmerzen und Sodbrennen bei
verdorbenem Magen, bei Alkoholmißbrauch und
Völlerei („Katermittel"), bei Ärger, Aufregung und

Zorn. Der Patient muß oft schon frühmorgens erbrechen. Er ist aufbrausend, ärgerlich und reizbar, oft arbeitswütig und ehrgeizig.

▶ Dosierung:

halbstündlich bis stündlich 3 Globuli, bei Besserung einmal täglich 5 Globuli.

PULSATILLA D6
(PULSATILLA PRATENSIS; WIESENKÜCHENSCHELLE)

hilft bei Bauchschmerzen, Blähungen und Brechdurchfall nach Durcheinanderessen von fetten Speisen, kalten Getränken und Eis (Familienfeste, Party!). Das Kind ist labil, nörgelig und weinerlich, wenn es ihm schlecht geht. Es hängt gern an „Mutters Rockzipfel".

▶ Dosierung:

stündlich 5 Globuli, bei Besserung dreimal täglich 5 Globuli.

9. ÜBELKEIT UND ERBRECHEN

Übelkeit und Erbrechen sind häufige Folgen eines verdorbenen Magens oder von seelischer Belastung. Oft verbunden mit Appetitlosigkeit, Schwitzen, Schwächegefühl und Schwindel.

Gehen Sie zum Arzt

– bei Verdacht auf eine Vergiftung,
– wenn das Erbrochene Blut oder Darminhalt enthält,
– bei Erbrechen nach Kopfverletzungen (Gehirnerschütterung),
– bei Erbrechen in der Schwangerschaft.

ANTIMONUM CRUDUM D6
(SCHWARZER SPIESSGLANZ)

Beschwerden bei überladenem Magen, nach fettem (Schweine-)Fleisch und Wein. Erbrechen erleichtert nicht. Gefühl von Völle und Schwere im Magen, Aufstoßen, dicker, weißer Zungenbelag. Der Patient ist mürrisch und abweisend.

▶ **Dosierung:**

stündlich 5 Tropfen, bei Besserung dreimal täglich 5 Tropfen.

BRYONIA D6
(BRYONIA CRETICA; ZAUNRÜBE)

Beschwerden durch schwere Nahrung und Durcheinanderessen; das Essen liegt „wie ein Stein im Magen". Ärger und Zorn schlagen auf den Magen. Der Bauch ist schmerzhaft aufgetrieben. Mund und Lippen trocken, Verlangen nach viel kaltem Wasser. Ruhe und Wärme bessern. Der Patient ist ärgerlich, reizbar und will seine Ruhe.

▶ **Dosierung:**

akut stündlich 5 Tropfen, sonst dreimal täglich 5 Tropfen.

IPECACUANHA D6
(BRECHWURZEL)

bei Magen-Darm-Störungen mit ständigem Brechreiz und Übelkeit, die durch Erbrechen nicht besser wird. Gefühl großer Schwäche und Elendigkeit. Bewegung und Wärme verschlimmern. Schwere und fette Speisen, Obst, Kuchen und Eis verursachen Beschwerden.

▶ **Dosierung:**

stündlich 5 Tropfen bis zur Besserung.

IGNATIA D12
(STRYCHNOS IGNATIA; IGNATIUSBOHNE)

ist ein vielfältig psychosomatisch wirkendes Mittel. Alle Beschwerden werden schlimmer durch Kummer, Schreck und Furcht. Magenschmerzen und Leeregefühl im Magen werden durch Essen nicht besser. Hunger trotz Übelkeit, schwere Speisen werden oft besser vertragen als Schonkost. Der Patient ist empfindsam und in sich gekehrt, „dünnhäutig" und wenig belastbar.

▶ **Dosierung:**

einmal täglich 5 Tropfen.

10. REISEÜBELKEIT

Viele Kinder, aber auch Erwachsene vertragen Autofahren oder das Schaukeln eines Schiffes nicht. Sie reagieren mit Übelkeit, Erbrechen und Kreislaufbeschwerden (typisch für Seekrankheit). Orientieren Sie sich bei der Mittelwahl an den typischen Begleiterscheinungen.

COCCULUS D6
(ANAMIRTA COCCULUS; KOCKELSKÖRNER)

Typisch ist starker Schwindel bis zum Ohnmachtsgefühl; der Patient fühlt sich schwach. Gedanken und Geruch von Essen verschlimmern, ebenso jede Bewegung.

TABACUM D6
(NICOTIANA TABACUM; TABAK)

Der Patient fühlt sich „sterbenselend", das Gesicht ist blaß und von kaltem Schweiß bedeckt, der Körper eiskalt. Wärme und Bewegung verschlimmern; frische Luft bessert.

▶ **Dosierung für beide Mittel:**

akut halbstündlich bis stündlich 5 Tropfen/Globuli; auch vorbeugend ab drei Tage vor Reisebeginn dreimal täglich 5 Tropfen/Globuli geben.

PETROLEUM D6
(STEINÖL)

Trotz der Reisekrankheit hat der Patient Appetit; Essen bessert. Dennoch ist die Übelkeit mit heftigem, bitterem Erbrechen sehr ausgeprägt, solange das Fahrzeug sich bewegt.

▶ **Dosierung:**

stündlich 5 Tropfen bis zur Besserung.

11. AKUTE HARNWEGSINFEKTIONEN

Vor allem Frauen leiden an Harnwegsinfekten, die mit Schmerzen beim Wasserlassen und Harndrang einhergehen. Vorbeugend helfen Schutz vor Unterkühlung, Wärme, reichlich Trinken und Wasserlassen nach dem Geschlechtsverkehr. Bei häufigeren Harnwegsinfekten müssen Sie zum Arzt, ebenso bei Blut im Urin und Fieber und Schmerzen in der Nierengegend (Nierenentzündung!).

Bei plötzlichem Beginn helfen Aconitum und Belladonna (siehe unter „4. Erkältung mit Fieber").

Bei starken brennenden Schmerzen:

CANTHARIS D6
(SPANISCHE FLIEGE)

bei unerträglichem Brennen mit dauerndem Harndrang. Der Harn geht nur tropfenweise ab. Kaffee verstärkt die Schmerzen. Der Patient ist stark gereizt.

▶ **Dosierung:**

akut stündlich 3 Tropfen, bei Besserung dreimal täglich 5 Tropfen.

Als Folge von Nässe und Kälte:

DULCAMARA D6
(SOLANUM DULCAMARA; BITTERSÜSSER NACHTSCHATTEN)

ist das klassische Mittel für alle akuten Erkrankungen, die durch Unterkühlung und Durchnässung verursacht werden. Reizblase bei Kälte. Alles bessert sich durch Wärme (warmes Bett). Schmerzhaftes Wasserlassen, trüb-schleimiger Urin.

▶ **Dosierung:**

akut stündlich 3 Tropfen, bei Besserung dreimal täglich 5 Tropfen.

PULSATILLA D6
(PULSATILLA PRATENSIS; WIESENKÜCHENSCHELLE)

bei vermehrtem Harndrang und ausstrahlenden krampfartigen Schmerzen nach dem Wasserlassen. Typisch: wechselnde Symptome, wenig Durst, weinerliche Stimmung. Die Patientin braucht Zuspruch und Trost.

▶ **Dosierung:**

stündlich 5 Tropfen, bei Besserung dreimal täglich 5 Tropfen.

Bei krampfartigen Schmerzen und Harndrang:

COLOCYNTHIS D6
(CITRULLUS COLOCYNTHIS; KOLOQUINTE)

bei Schmerzen im ganzen Bauch, die durch Zusammenkrümmen besser werden. Häufiger Harndrang, dabei gehen nur kleine Mengen an stark riechendem (stinkendem) Urin ab.

▶ **Dosierung:**

akut stündlich 5 Tropfen, dann dreimal täglich 5 Tropfen.

12. BESCHWERDEN VOR UND WÄHREND DER MENSTRUATION

Viele Frauen haben starke Beschwerden vor und während der „Tage". Oft fühlen sie sich innerlich angespannt, gereizt oder traurig, die Stimmung wechselt stark. Während der Periodenblutung können Kopfschmerzen, Brustschmerzen, Übelkeit und Erbrechen auftreten. Leiden Sie stark und seit längerem unter diesen Beschwerden, sollten Sie einen Frauenarzt aufsuchen. Mitunter kann eine Konstitutionsbehandlung durch den homöopathischen Arzt helfen.

Gehen Sie unbedingt zum Arzt,

– wenn die Blutung ausbleibt,
– wenn die Blutung sehr schwach oder sehr stark ist,
– bei Zwischen- und Schmierblutungen,
– wenn Sie noch nie oder innerhalb des letzten halben Jahres wegen der Beschwerden nicht beim Frauenarzt waren.

Dosierung für die folgenden Mittel:

Bei akuten Schmerzen: halbstündlich 5 Tropfen, bei Besserung dreimal täglich 5 Tropfen.

BELLADONNA D6
(ATROPA BELLADONNA; TOLLKIRSCHE)

bei plötzlich auftretenden krampfartigen Schmerzen (auch vor der Regel), die in Intervallen wiederkommen. Besserung durch Strecken.

CHAMOMILLA D6
(MATRICARIA CHAMOMILLA; ECHTE KAMILLE)

Heftige kolikartige Schmerzen vor und bei Beginn der Blutung strahlen vom Rücken zur Innenseite der Oberschenkel aus. Sie können die Patientin zur Verzweiflung treiben. Große Unruhe, Hitzewallungen, Schweißausbruch. Wärme und Umherlaufen bessern. Auslöser kann ein heftiger Ärger sein.

MAGNESIUM PHOSPHORICUM D6
(MAGNESIUMPHOSPHAT)

Die schneidenden, ziehenden, drückenden oder krampfigen Schmerzen beginnen oft schon einen bis zwei Tage vor Eintritt der Blutung. Monatelang kann dann „Ruhe" sein. Krümmen, Druck auf den Leib und Wärme lindern. Die Patientin fühlt sich wie „zerschunden". Große körperliche Schwäche.

PULSATILLA D12
(PULSATILLA PRATENSIS; WIESENKÜCHENSCHELLE)

Vor und während der Periode leidet die Patientin an einem „Beschwerdepaket" mit Bauchkrämpfen, Koliken, Übelkeit, Erbrechen, Schwindel, Kopf- und Rückenschmerzen. Die Blutungen sind sehr unregelmäßig. Die Patientin ist empfindlich, launisch, weinerlich und braucht Trost.

VERATRUM ALBUM D6
(WEISSE NIESWURZ)

hilft bei heftigen, krampfartigen Bauchschmerzen mit Neigung zu Schwindel und Kreislaufschwäche. Häufig starkes Frösteln, Übelkeit und Durchfall. Die Patientin fühlt sich sehr schwach. Kalter Schweiß.

VIBURNUM OPULUS D6
(GEMEINER SCHNEEBALL)

Sehr heftige kolikartige Schmerzen beginnen vor der Periode und strahlen von der Lendengegend bis zum Oberschenkel aus. Abwärtsdrängende Empfindung. Große Unruhe. Herumlaufen, frische Luft und Wärme bessern.

13. WUNDEN, VERLETZUNGEN, VERBRENNUNGEN, INSEKTENSTICHE, SONNENBRAND, SONNENSTICH

Kleine Wunden und Verletzungen können Sie homöopathisch selbst behandeln. Homöopathika eignen sich auch zur Nachbehandlung nach ärztlichen Maßnahmen (Operation, Nähen einer Wunde) und in der Erholungsphase.

Ganz wichtig: Achten Sie auf den Tetanus-Schutz!

Wenn Sie nicht mehr wissen, wann Sie zum letzten Mal geimpft wurden, sprechen Sie mit Ihrem Arzt.

Gehen Sie sofort zum Unfallarzt oder in die Klinik, beziehungsweise rufen Sie den Notarzt,

– bei tiefen Stichwunden,
– bei Bißwunden (Tollwutgefahr!),
– bei starken nicht-stillbaren Blutungen,
– bei Verdacht auf innere Verletzungen und Knochenbrüche,
– bei verschmutzten großen und bei tiefen Wunden,
– bei Wunden mit ausgerissenen, ausgefransten Rändern (müssen genäht werden),
– bei schweren Verbrennungen und Verätzungen,
– wenn der Verletzte einen Schock hat.

Suchen Sie bei jeder größeren Verletzung und Verbrennung immer einen Arzt auf. Die fachgerechte Behandlung verhindert Entzündungen und oft auch Narben.

Oberflächliche Wunden, Bluterguß und Prellungen

ARNICA MONTANA D6
(ARNIKA; BERGWOHLVERLEIH)

ist ein allgemeines Wundheilungsmittel bei allen oberflächlichen Wunden, Prellungen, Quetschungen und blauen Flecken (Bluterguß). Arnica stillt Blutungen, verhindert oder mildert Schwellungen, lindert Schmerzen und fördert die Heilung. Bei Blutergüssen nach Schlag, Stoß oder Fall. Bei Nasenbluten.

▶ **Dosierung:**

akut eine Stunde lang viertelstündlich 5 Tropfen, dann stündlich 5 Tropfen bis zur Besserung, weiter dreimal täglich 5 Tropfen. Umschläge mit Arnica unterstützen die Heilung.

CALENDULA D6
(CALENDULA OFFICINALIS; RINGELBLUME)

unterstützt die Heilung bei allen Gewebsverletzungen, zum Beispiel Schürf- und Rißwunden. Es lindert den Wundschmerz. Gut geeignet bei zögerlicher Wundheilung, zum Beispiel bei Unterschenkelgeschwür und Wundliegen. Auch bei Muskelriß nach Sportverletzungen.

▶ **Dosierung:**

dreimal täglich 5 Tropfen.

BELLIS PERENNIS D6
(GÄNSEBLÜMCHEN)

hilft gegen Schwellungen und Schmerzen (auch nach Arnica), wenn der Patient sich sehr wund und wie zerschlagen fühlt. Bei Wundschmerz nach Operationen.

▶ **Dosierung:**

stündlich 5 Tropfen, dann dreimal täglich 5 Tropfen.

HYPERICUM D12
(HYPERICUM PERFORATUM; JOHANNISKRAUT)

bei Verletzung, Quetschung und Prellung von nervenreichem Gewebe, zum Beispiel Finger und Zehen (auch im Wechsel mit Arnica).

▶ **Dosierung:**

akut alle 10 bis 15 Minuten 5 Tropfen, bei Besserung einmal täglich 5 Tropfen.

Bei Verstauchung und Verrenkung (Sportverletzung)

Erstes Mittel: **Arnica D6!** Arnica im Wechsel mit **Hypericum D12** in den ersten Tagen nach Knochenbrüchen und Wirbelsäulenverletzung.

RHUS TOXICODENDRON D12
(GIFTSUMACH)

ist das wichtigste Mittel bei Überanstrengung und Zerrungen, Beschwerden an Gelenkkapseln, Bändern und Muskeln (Sportverletzungen). Ruhe verschlimmert, Bewegung ist anfangs schmerzhaft, später bessert sie. Wärme bessert.

▶ **Dosierung:**

stündlich 5 Tropfen, dann einmal täglich 5 Tropfen.

RUTA D6
(RUTA GRAVEOLENS; WEINRAUTE)

bei stumpfen Verletzungen der Muskeln und Sehnen, bei Schmerzen an der Knochenhaut. Besondere Beziehung zum Handgelenk (Überlastung durch Büroarbeit oder Musizieren).

▶ Dosierung:

stündlich 5 Tropfen (auch im Wechsel mit Arnica), bei Besserung dreimal täglich 5 Tropfen.

Bei Insektenstichen und kleinen Stichwunden

LEDUM D6
(LEDUM PALUSTRE; SUMPFPORST)

bei Bremsen- und Mückenstichen und anderen Stichverletzungen (Nadeln). Lindert Jucken, Brennen und Schwellung. Auch bei Tierbissen bis zur ärztlichen Hilfe.

APIS MELLIFICA D6
(HONIGBIENE)

bei Wespen- und Bienenstichen. Bei Stichen in Gesicht und Hals und bei Anzeichen allergischer Reaktion zur Überbrückung, bis der Notarzt kommt.

▶ Dosierung für beide Mittel:

akut alle 5 bis 15 Minuten 5 Tropfen, bei Besserung dreimal täglich 5 Tropfen. Äußerlich: Einige Tropfen in Wasser geben und damit mehrmals die Stichstelle betupfen.

Bei Verbrennungen, Sonnenbrand und Sonnenstich

CANTHARIS D6
(SPANISCHE FLIEGE)

ist das Hauptmittel bei Sonnenbrand, wenn die Haut brennt, sticht und Blasen zieht.

▶ **Dosierung:**

akut alle 10 Minuten 5 Tropfen, bei Besserung dreimal täglich 5 Tropfen. Äußerlich: Tropfen leicht verdünnt auf die Haut tupfen.

BELLADONNA D6
(ATROPA BELLADONNA; TOLLKIRSCHE)

bei zu starker Sonneneinwirkung. Typisch: hochrotes, schweißiges Gesicht, schmerzhaft gerötete Haut, Kopfschmerz. Auch bei Sonnenstich (Notarzt rufen!).

▶ **Dosierung:**

akut alle 10 Minuten 5 Tropfen, dann dreimal täglich 5 Tropfen.

FÜR NOTFÄLLE UND AUF REISEN

GRIPPALER INFEKT

Aconitum D6	hohes Fieber, trockene Haut, Angst, Unruhe
Belladonna D6	hohes Fieber, Schweiß, rotes Gesicht
Ferrum phosph. D6	Fieber, aber gutes Wohlbefinden
Eupatorium D6	Fieber, Zerschlagenheitsgefühl, Glieder- und Kopfschmerzen

KOPFSCHMERZEN

Glonoinum D6	berstender Kopfschmerz
Nux vomica D6	Beschwerden bei Alkoholkater

DURCHFALL UND VERDAUUNGSSTÖRUNGEN

Veratrum album D6	Brechdurchfall mit Kollapsneigung
Okoubaka D2	Durchfall bei Kostumstellung auf Reisen

SCHWINDEL UND OHNMACHTSNEIGUNG

Veratrum album D4	Schwindel, akute Kreislaufschwäche bis zur Ohnmacht
Camphora D3	Kreislaufschwäche, bei geschwächten Personen

VERLETZUNGEN

Arnica D6	Wunden, Verletzungen aller Art, Blutung, Muskelkater
Calendula D6	Riß- und Quetschwunden, gestörte Wundheilung
Hypericum D12	Nervenverletzung, z. B. an Fingern, Zehen

| Ruta D 6 | Quetschungen, Verrenkung, Zerrung |
| Rhus tox. D12 | Sportverletzungen, bei Überbelastung, Muskelkater |

INSEKTENSTICH

| Apis D6 | Bienen- und Wespenstich |
| Ledum D6 | Mücken- und Bremsenstich, kleine Stichwunden |

SONNENBRAND

| Belladonna D6 | Hitze, Rötung, Sonnenstich |
| Cantharis D6 | Brennen, Stechen, Blasenbildung |

VERZEICHNIS DER ARZNEI- MITTEL